LE

PAIN DE SON

PAR

Le D^r Ed. FÉRAUD

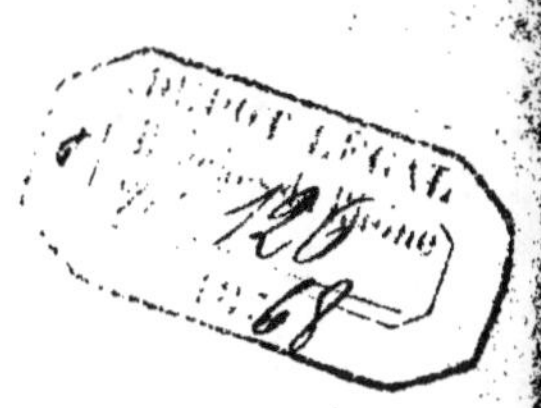

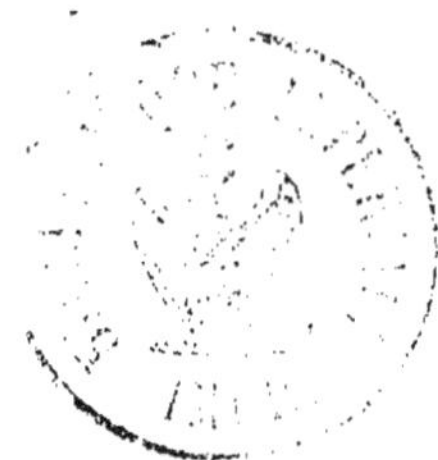

Prix : 20 Centimes.

—

Se vend au profit des populations Arabes décimées par la famine.

MARSEILLE

TYPOGRAPHIE ET LITHOGRAPHIE ARNAUD, CAYER ET Cᵉ

Rue Saint-Ferreol, 57.

—

1868

LE PAIN DE SON

En présence des calamités que la disette des céréales fait peser sur la plupart des pays de l'Europe, du nord de l'Afrique et jusque sur les contrées sud des Etats-Unis d'Amérique, tout ce qui se rattache aux moyens d'augmenter les subsistances a droit à la sollicitude des gouvernants et à la sympathie des populations. Empêcher un grand nombre de malheureux de mourir d'inanition ou seulement d'endurer les tourments de la faim, est un impérieux devoir, la première loi d'humanité : *Salus populi suprema lex.*

Guidés par cet intérêt suprême, nous nous sommes proposé d'appeler l'attention publique sur les avantages considérables qu'il y aurait à introduire dans le pain une certaine proportion de son, en réunissant l'économie générale à la salubrité, deux questions qui, en fait de subsistance, ne doivent jamais être séparées.

Si, dans ce rapide exposé d'actualité, nous parvenons à triompher des préjugés populaires et à persuader nos concitoyens d'adopter l'amélioration que nous signalons, nous aurons rempli notre désir de faire une œuvre utile et apporté notre concours à la charité sociale.

I

Nous appelons pain de son, celui qui est confectionné avec de la bonne farine et une quantité déterminée de son.

Cette restitution au pain d'une partie des matériaux, dont un blutage exagéré l'avait privé, a pour effet de lui rendre ses qualités naturelles.

On sait que les diverses couches qui forment l'enveloppe corticale du grain de blé sont chargées de gluten, de substances mucilagineuses et de la partie savoureuse des céréales, cette dernière, principe aromatique, espèce de bouquet des blés, que le pain laisse dégager lorsqu'il est chaud et dont on se souvient quand on l'a une fois senti dans une ferme.

Cette enveloppe contient de plus l'embryon et son périsperme, élément essentiel, qui renferme un principe phosphoré énergique, des corps gras et sucrés, et des substances fermentescibles qui jouent un rôle dans la germination, et un autre rôle non moins important dans l'alimentation : aussi, la farine donne un pain d'autant meilleur, un aliment d'autant plus complet qu'elle contient en plus grande quantité les parties voisines de l'écorce du grain de blé.

Ce pain de son, qu'il ne faut pas confondre avec le pain bis dont il ne partage aucune des qualités inférieures, et qui n'a de commun avec lui qu'une très-légère nuance bise, renferme, à poids égal, plus de matière nutritive que le meilleur pain blanc ; il a sur lui l'avantage d'être plus savoureux, plus facilement divisible sous la dent, plus digestible même pour les estomacs délicats. — Sa propriété caractéristique est de rafraîchir les voies intestinales et de les tenir constamment libres.

Le meilleur pain, le pain véritablement *normal*, serait assurément celui qui serait fabriqué de toute farine. Tel a été le pain dans toute l'antiquité, qui n'a connu le blutage, non encore perfectionné, qu'à l'époque de l'empire Romain. C'est actuellement, à peu près, le seul pain en usage dans beaucoup de contrées pauvres, chez les nombreuses tribus arabes, et les nègres d'Afrique, qui n'ont de farine que celle obtenue du blé grossièrement broyé entre deux pierres ou pilé dans un espèce de mortier.

De nos jours, si quelque chose a droit de surprendre, c'est l'empirisme et l'arbitraire qui régnent sur tout ce qui se rapporte à la première base alimentaire. Rejeter hors du pain, comme on le fait au grand préjudice de la santé publique, des principes nécessaires à toute bonne digestion, c'est se priver d'une portion de richesse contenue dans les céréales, et manquer à la fois aux lois économiques et aux règles élémentaires de l'hygiène.

Le pain de son n'est pas du reste une nouveauté : les Romains connaissaient trois espèces de pain, et parmi eux le pain de son, *panis furfuraceus* qu'ils tenaient en grande estime. Il en était de même, à cette époque, chez la plupart des autres peuples de l'empire, et chez les Gaulois nos ancêtres. Aujourd'hui, par un retour vers les usages naturels, on commence à faire du pain de son à peu près partout. En France, à Paris et dans les principales villes des départements, à Alger, en Belgique, en Suisse, en Allemagne, en Angleterre où il fait partie du déjeuné des

classes aristocratiques. Les médecins des Etats-Unis ont
été les premiers à le recommander à leurs malades.

II

Le problème économique qui se présente dans toute sa
simplicité, est celui-ci : avec une même quantité de blé,
nourrir un plus grand nombre de personnes, et cela, sans
toucher en rien aux conditions rigoureuses de salubrité,
bien plus, en les augmentant.

Ici, la statistique pose ses arguments irréfutables, les
chiffres ; elle établit, qu'en utilisant le son dans le pain sur
mille personnes, on pourrait en nourrir vingt-une de plus.
En suivant cette proportion de vingt-un par mille, ou soit
de 2 0/0, on arriverait pour Marseille, par exemple, avec
sa population de trois cent quarante-trois mille habitants,
à donner du pain à sept mille deux cent trois indigents,
qui éprouvent la plus grande peine à s'en procurer. Pour
la France entière, l'économie serait telle que, pendant les
années de mauvaise récolte, elle suffirait à combler le
déficit et peut-être à faire se passer des blés étrangers.

La science, comme une fée bienfaisante, améliore tout ce
qu'elle touche ; ses clartés dissipent toutes les obscurités
involontaires ; il n'y a que la malveillance systématique ou
les calculs de l'égoïsme qui résistent à ses enseignements.
Les personnes qui, à défaut d'expérience sur cette matière,
ne seraient pas convaincues des propriétés économiques du
son, n'ont qu'à se rappeler ce fait saillant, mentionné dans
la *Petite Presse* du 11 janvier 1868, que les prisonniers
Russes, en Crimée, habitués à manger du pain dans lequel
entrent de grandes quantités de son, ne pouvaient se nourrir avec la ration de pain blanc des soldats français, et qu'il
fallait toujours leur donner des suppléments.

Depuis longtemps, le gluten de son a été reconnu par
la chimie comme un équivalent de la viande.

N'est-ce pas là un avis qui vaut mieux que tous les
efforts de la charité publique, pour combattre le fléau de
la faim ?

L'opinion erronée que le pain contenant du son, nourrit
moins que le pain qui n'en contient pas ou que très-peu,
tient vraisemblablement à cette circonstance, que le pre-
mier, traversant plus facilement la filière intestinale,
séjourne moins dans le corps ; mais ce n'est pas là une
défaveur, bien au contraire, car le séjour prolongé des

matières alimentaires, une fois qu'elles ont été dépouillées par l'absorption des parties assimilables est sans profit, et devient même une gêne, une surcharge parfois très-incommode.

Du reste, ce jugement superficiel de la valeur nutritive moindre du pain de son, est chaque jour infirmé par l'expérience des populations rurales, des soldats, des habitants des pays ensevelis pendant six mois sous les neiges qui consomment un pain où entrent de fortes proportions de son, ce qui, malgré leurs rudes travaux, ne les empêche pas de se conserver sains et robustes.

Les témoignages ne manqueraient pas à l'appui de notre thèse, s'il était besoin de les invoquer. Nous citerons seulement le passage suivant, emprunté à la *Gazette des Campagnes*, et reproduit par le *Moniteur universel du soir*, du 22 octobre 1867, sous le titre : la *Question du pain*.

« Dans les villes et dans les centres industriels, où les classes laborieuses ne connaissent pas d'autre base alimentaire que le pain de froment, il faudrait qu'elles pussent user de préférence du pain de farine ronde et de farine bise. Ce pain bis est beaucoup plus nutritif que le pain blanc. Ce n'est que par l'effet d'un préjugé injustifiable que le pain d'une complète blancheur est tenu en plus haute estime, et ce préjugé coûte fort cher, tous les ans aux populations ouvrières, car la consommation du pain bis leur procurerait, outre une économie d'au moins cinq centimes par kilogramme dans tout le cours de l'année, l'avantage d'un aliment plus nourrissant et plus savoureux que le pain blanc. »

Enfin, les expériences comparatives de Magendie, sur les animaux, ont confirmé les résultats obtenus chez l'homme, en prouvant que des chiens vivent très-bien de pain de son, tandis qu'ils périssent par l'usage exclusif du pain blanc.

Les recherches d'économie générale, établissent qu'une bonne partie des principes nutritifs du blé est perdue pour l'alimentation de l'homme, par le système de fabrication de pain blanc à outrance qui tend à prévaloir. On a commencé d'abord par éliminer de la farine tout le gros son, et ensuite on est arrivé successivement à la réduire à l'état de fine fleur qui est, à peu près, la seule employée pour le pain blanc. La quantité de son qui restait après le blutage était, il y a une trentaine d'années, de 20 à 25 0/0, aujourd'hui elle est de 10 à 12 0/0. Ce n'est pas là un progrès, mais un état d'infériorité du pain, et par suite, la cause de dérangements digestifs plus fréquents que jamais.

Dans nos sociétés civilisées, l'abus a tout envahi ; on a voulu raffiner sur le pain comme sur toute chose. Pour obéir à des préjugés, à des goûts factices, on a sacrifié la qualité à l'apparence, plus le pain est blanc, meilleur il est : voilà ce que l'on affirme sans preuve. On ne sait pas que, pour lui donner cette blancheur qui flatte les yeux, il faut soumettre la farine avec laquelle on le prépare à un travail d'épuration qui, en même temps qu'il enlève presque tout le son, la prive également des principes qui donnent au pain son complément comme substance nutritive.

Du reste, la couleur bise n'est pas due, ainsi que l'a démontré M. Mège Mouriès, à la présence du son dans la farine, mais au mode de panification, puisque par son procédé, il fait du pain qui n'est pas bis avec de la farine contenant du son.

Assurément, les personnes valides, les estomacs vigoureux, les jeunes gens trouvent dans le pain blanc de quoi satisfaire leur robuste appétit. Que ne sanctionne pas l'habitude ! mais il n'en saurait être tout à fait de même pour les constitutions affaiblies, et pour une infinité de personnes à qui, les difficultés et les luttes de la vie ont fait perdre la primitive vigueur des organes gastriques.

Hélas, nous n'avons plus l'estomac de nos pères !

Il n'y a pas lieu de mentionner ici les méthodes, les procédés préparatoires qui aboutissent à la confection du pain : la décortication du blé pratiquée dans quelques pays de l'Allemagne, la mouture française ou anglaise, le blutage, le pétrissage, enfin, la cuisson du pain.

Toutes ces opérations industrielles forment l'objet d'études spéciales ; nous renvoyons pour les détails qu'elles comportent aux traités d'économie générale, et parmi eux aux Mémoires pleins de faits, présentés à l'Académie des Sciences, par M. Mège Mouriès [1], et, tout récemment, à l'intéressante publication de MM. Drouet et de Tressemanes.

Le résultat final de toutes ces recherches, aboutit à cette conclusion : que les procédés actuellement employés, sont susceptibles de nombreuses et d'importantes améliorations, sous le rapport économique, aussi bien que sous le rapport hygiénique.

_____

[1] Recherches sur le froment, sa farine et sa panification.

Mais la lumière, on le sait, ne se fait que peu à peu et jamais en vain. Les efforts émulatifs qui surgissent de toute part, non-seulement en France, mais dans toute l'Europe civilisée, la création de nombreuses boulangeries coopératives, les associations de production, de consommation, de crédit mutuel, la solidarité de toutes les classes et de tous les intérêts de jour en jour mieux comprise, témoignent de la tendance générale des esprits vers les idées de bien-être et d'amélioration matérielle, intellectuelle et morale, qui doivent rester l'idéal et le but de toutes les conceptions et de tous les travaux.

III

Le pain, l'aliment par excellence, est susceptible de se prêter à de nombreuses variétés, d'offrir des aspects divers de forme, de coloration. Ses qualités multiples ont plus d'une fois fourni matière à la controverse, témoin un certain avocat, publiciste à Reims, le nommé Linguet, que l'on vit en 1736, soutenir l'étrange paradoxe, que le pain était un *poison lent*. Oui, très-lent en effet, comme le café qui délecte les octogénaires.

Suivant la nature et la qualité des matériaux employés à sa préparation, le procédé de pétrissage, la quantité d'eau absorbée, la forme, le degré de cuisson, il est plus ou moins blanc, plus ou moins relevé, et contient des proportions différentes de mie, de croûte, cette dernière, par parenthèse, moins lourde et beaucoup plus soluble dans l'estomac que l'autre.

Il en résulte, que l'on voit communément un assez grand nombre de personnes, très-accommodantes, du reste, sur le menu d'un dîner, être très-délicates et très-divisées d'opinion sur l'article du pain. Aux uns, il faut du pain bien cuit, croustillant ; ceux-ci feraient un mauvais repas s'ils n'avaient à mettre sous la dent une masse blanche et molle. A chacun son goût.

Cette diversité des appréciations touchant le pain, fait penser aux usages boiteux et prétentieux à la fois des matadors de la civilisation, si ignorants de ménager les accords passionnels même dans l'art de la gastronomie dans lequel ils se piquent pourtant d'exceller.

Tandis qu'ils attachent un orgueil d'amour-propre à couvrir leur table de toute sorte de mets hétérogènes, qu'ils mettent à contribution les cinq parties du monde, pour y voir figurer des légumes et des fruits d'une autre saison, qu'ils y donnent rendez-vous aux vins des plus fameux crûs, ils négligent une des conditions essentielles des harmonies de la table, celle de fournir à chacun un pain de son goût; ils méconnaissent l'attrait des accords, et soumettent indistinctement tous les convives au régime uniforme du pain blanc officiel.

Il est vrai qu'ils ne se montrent pas plus intelligents sur le choix et l'assortiment des invités. Rien de plus fréquent que le disparate qui règne sur le matériel et le personnel d'une réunion gastronomique ; le dernier surtout est impitoyablement sacrifié aux exigences sociales. Les places y sont soigneusement stéréotypées, et pendant que la nature donne l'exemple et groupe ses productions, suivant les lois de l'affinité et des caractères naturels, ils disposent des convives absolument, et sans tenir compte des sympathies et des attractions réciproques. De la table qui doit être une république où tous sont égaux, on en fait une hiérarchie systématique.

L'ordonnance et l'harmonie de la table, la gamme des saveurs rempliraient un chapitre, et nous devons nous borner à l'aliment indispensable, mais pour notre part, nous tenons à ce qu'il soit varié et à voir figurer le pain de son à côté de son heureux rival.

IV

La question hygiénique est riche de faits et d'observations de toute nature. Depuis longtemps déjà, la physiologie et la pathologie ont constaté l'efficacité du son sur un grand nombre de sujets malades.

Il est reconnu en principe, que toutes les fois que le corps a perdu son équilibre normal, non par accident, mais par des causes internes persistantes, ce n'est pas à une médication active, passagère, qu'il faut demander la guérison, mais aux lentes modifications introduites peu à peu dans le régime alimentaire, et, sous ce rapport, parmi les modificateurs quotidiens, il n'en est pas de plus commode et qui remplisse mieux toutes les indications que le pain à qui on donne des qualités spéciales.

Un jour la science chimique, sollicitée par la science médicale, sa sœur, de rechercher la cause de cette singulière maladie qui s'annonce par la présence du sucre dans les urines (*le diabète sucré*), parvint à découvrir que les produits amylacés introduits avec les aliments, lorsqu'ils rencontrent dans les appareils glanduleux, et particulièrement le foie qu'ils traversent avec le sang, des altérations de substance ou de vitalité, se convertissent d'abord en dextrine, et puis en sucre incristallisable ou glucose.

Cette donnée obtenue, il ne fut pas difficile de trouver le remède. Il consista à supprimer, le plus possible, les aliments féculents et surtout le pain qui contient plus de la moitié de son poids d'amidon. On confectionna, à cet effet, un pain spécial presque entièrement composé de gluten qui est la partie essentiellement nutritive de la farine, une espèce de viande végétale, et ce *pain de gluten* devint la providence des diabétiques.

Ce que la science a fait pour un cas particulier, elle ne refuse jamais de le faire lorsqu'elle en est hautement sollicitée dans les conditions qu'elle impose. La science est une force toujours active au service de l'humanité, une amie intelligente et dévouée ; c'est par elle que l'homme dispose des forces de la nature et dompte la matière inerte, qu'il se perfectionne lui-même physiquement et moralement, et s'élève ainsi dans ses destinées.

Aujourd'hui, elle vient mettre le pain de son à la disposition de classes très-nombreuses et très-intéressantes de la société, et qui se recrutent principalement parmi les personnes sédentaires, les hommes de cabinet, les ouvriers de la pensée assujettis à de fréquents dérangements digestifs, enfin parmi ce peuple de sujets à fibre irritable, que lord Byron appelait *gibier nerveux*, souvent visité par la migraine, les névralgies, la constipation et toutes les petites souffrances qui rendent la vie pénible et triste.

Que de constitutions détériorées, que de gens vivant dans un état d'incommodité et de malaise presque continuels, parce que les fonctions intestinales s'exécutent mal, trouveront dans l'usage du pain de son un auxiliaire puissant pour recouvrer la santé !

On fabrique en Angleterre, pour la classe aisée, un pain de couleur bise à croûte foncée, avec de la farine contenant 5 à 10 0/0 de son ; on lui attribue une qualité rafraîchissante. (Michel Chevalier. *Dict. des altér. des subst. Aliment.*)

Beaucoup de médecins le conseillent dans un grand nombre de circonstances, contre la paresse intestinale, et lorsque la constipation habituelle devient un symptôme fatigant. Les malades en mangent au lieu de pain ordinaire, et il est rare que leurs gardes-robes ne soient pas singulièrement facilitées ; ils le recommandent pareillement pour combattre la disposition aux congestions cérébrales et à l'apoplexie.

Dans un ouvrage intitulé : les *Petites causes de nos maladies*[1], au chapitre du traitement des affections nerveuses, nous avons exposé en détail la théorie physiologique des effets du son sur l'économie animale ; nous y renvoyons le lecteur ; on nous permettra toutefois d'en citer quelques passages qui s'appliquent parfaitement au sujet actuel.

« Parmi les localisations fournies par les maladies nerveuses, la constipation est une des plus fréquentes et des plus rebelles. Combien de maladies chroniques n'existeraient pas si les personnes qui en sont affectées avaient d'abord pris garde à leur état habituel de constipation !

» Frappé de l'influence si tranchée de ce symptôme morbide sur le caractère de l'homme, un auteur a cru pouvoir avancer que *tous les méchants sont constipés*. Cette sentence est exagérée sans doute, mais elle n'en témoigne pas moins de l'importance attachée à cette indisposition parfois très-grave, et l'on est forcé de convenir qu'une partie des petites misères de la vie est souvent provoquée par l'agacement que le resserrement intestinal entretient dans le système nerveux.

» L'individu qui est obligé de s'observer sans cesse sur le choix et la quantité des aliments, sur les heures des repas, doit se croire malade et l'est réellement.

» On a cru plaisanter en disant : qu'avant de solliciter chez un personnage éminent, il était prudent de s'informer si l'acte de sa digestion s'était accompli régulièrement, si les voies inférieures étaient suffisamment libres.

» Souvent la fable ressemble à l'histoire : une mauvaise élaboration digestive, une nuit sans sommeil, un ébranlement passionnel suffisent pour déranger tout à fait un organisme déjà entamé, et rejaillir sur le cerveau en éclats tumultueux. Le cerveau est solidaire de l'estomac : l'homme qui digère mal est aussi insupportable aux autres qu'à lui-même.

» Ordinairement, la constipation est combattue par une

<hr>

(1) De 500 pages, Paris, librairie centrale, rue du Pont-de-Lodi, 7 : Marseille. Camoin libraire, rue Canebière, 1. — Prix : 3 fr. 50 c.

alimentation adoucissante et principalement végétale ; on a recours aux lavements, aux douches ascendantes, aux laxatifs, aux purgatifs. Ces moyens ne réussissent à la faire cesser un moment que pour mieux la renforcer ensuite. Les préparations astringentes ou excitantes, administrées dans le but de réveiller l'inertie intestinale, ne sont que des palliatifs de courte durée ; l'état nerveux qui l'entretient ne peut être dompté que par les modificateurs qui font partie du régime habituel.

» Le meilleur moyen pour la guérir est de la prévenir.

» Il existe pour cela un remède fort simple et qui déjà a fait ses preuves ; il consiste dans l'usage d'un pain contenant une certaine proportion de son. Ce résidu cortical des graminées, outre qu'il est laxatif par lui-même, agit encore en désagrégeant, en entraînant les matières excrémentitielles et bien plus naturellement que ne le font la graine de moutarde blanche, la revalescière Dubarry, et les autres moyens de la spéculation et du charlatanisme.

» La *Gazette médicale*, de Paris, a donné la traduction d'un excellent Mémoire, publié dans un journal américain, par le Dr Warren, sur les moyens de prévenir la constipation par la propriété laxative du son. Après avoir fait remarquer que la fleur de froment constipe aussi bien que celle de riz, l'auteur assure qu'il emploie le son comme régulateur des évacuations intestinales, bien préférablement à beaucoup de médicaments réputés laxatifs.

» Le Dr Saucerotte, médecin en chef de l'hôpital de Lunéville, a traité la question de l'utilité du son dans le pain. Voici comme il s'exprime dans le *Journal des connaissances médicales* : « Fréquemment consulté par mes clients de la classe aisée surtout, car c'est là qu'une vie plus sédentaire, des occupations de cabinet, une nourriture moins grossière rendent la constipation plus fréquente, je n'ai eu garde de les frustrer de cette *découverte*, et je dois dire que l'effet a constamment répondu à mon attente. J'ajouterai que le son aura toujours sur toutes les drogues sorties de nos officines, un avantage inestimable, c'est de ne pas fatiguer les organes digestifs, et de ne provoquer la contraction intestinale que dans la mesure voulue par la nature. Enfin, il n'a pas non plus, comme les autres substances médicinales, l'inconvénient de perdre de son efficacité par l'habitude, et d'exiger, pour agir, des doses sans cesse croissantes. »

Comme cet éloge du pain de son pourrait paraître suspect aux personnes étrangères à la science, nous emprunterons le document suivant, aux *nouvelles lettres sur la chimie*, de J. Liebig :

« La séparation du son d'avec la farine est une affaire de luxe, et plutôt nuisible qu'utile à la nutrition. Dans beaucoup de localités de l'Allemagne, particulièrement en Westphalie, on fait entrer le son avec la farine dans la fabrication du pain appelé *pumpernickel*, et il n'y a pas de population dont les organes digestifs soient en meilleur état.

» On reconnaît les limites du Bas-Rhin et de la Westphalie à la dimension extraordinaire des residus des repas, et ce sont peut-être ces remarquables documents de la valeur nutritive des aliments qui ont inspiré aux médecins anglais, l'idée de recommander à leurs grands seigneurs, l'usage du pain de farine non blutée qui, dans beaucoup de maisons, fait partie du menu déjeûner.

Mais sans aller chercher des exemples Outre-Rhin, on pourrait arguer également de la vigueur digestive de nos paysans français qui consomment un pain contenant du son.

Ainsi il est reconnu par l'hygiène, non moins que par l'économie domestique, qu'il y aurait tout intérêt à laisser dans le pain les parcelles d'embryon, et les enveloppes qui accompagnent les gruaux.

Des expériences chimiques d'une grande exactitude ont démontré, que les animaux ne créent pas les matières qui servent à leur nutrition, mais qu'ils en trouvent les éléments dans les substances alimentaires, et qu'ils ne font que se les assimiler.

D'autre part, on sait que le règne végétal, placé entre le règne animal et le règne minéral, a pour mission d'organiser les éléments minéraux et de les transformer en matières grasses, sulfurées, azotées, etc., destinées à l'alimentation des animaux qui les rendent à la terre d'où la plante les a tirées. La découverte dans l'embryon du grain de blé d'un ou de plusieurs corps gras phosphorés, dont on connaît l'action sur les fonctions vitales des animaux, semble prouver que le phosphore obéit à la même loi, et que les animaux ne font que s'assimiler les matériaux de leur pulpe nerveuse.

Si donc, le phosphore contenu dans l'embryon reste avec le son et non dans la farine, l'organisme en est privé par l'usage du pain blanc, et il est reconnu que ce principe entre comme élément dans la composition du système nerveux et, qu'associé à la chaux, il forme la base de la charpente osseuse [1].

Et comme la plante dépérit, faute de trouver dans le sol tous les matériaux propres à constituer sa vie végétale, ainsi le corps de l'homme est privé d'atteindre son développement intégral, s'il ne trouve dans les aliments les principes destinés à réparer ses pertes.

Or, rien n'est petit dans l'action des modificateurs quotidiens. Cette minime proportion d'un phosphate calcique, introduite chaque jour dans l'économie au moyen du son, qui pourrait affirmer qu'elle n'est pas destinée à porter dans nos organes des éléments d'énergie vitale dont ils ont constamment besoin ? Des observations conformes à cette théorie, et que la science poursuit activement, semblent incliner vers cette solution.

Somme toute, la constipation, source de tant de maladies chez les personnes sédentaires, et chez celles qui prennent une nourriture échauffante, reconnaissant le plus souvent pour cause, le défaut de contraction des fibres intestinales et des muscles qui servent à la défécation, le traitement réside presque tout entier dans un régime alimentaire qui, en faisant prédominer, dans la limite de l'aptitude de l'estomac, les substances végétales sur celles du règne animal, assure à cet organe l'intégralité de ses fonctions.

Et c'est surtout dans nos pays du Midi où la fibre animale est plus tendue et plus irritable, que les propriétés rafraîchissantes et laxatives du pain de son, trouveront de plus nombreux appréciateurs ; elles auront surtout cet avantage inappréciable, pour beaucoup de personnes, de supprimer l'usage journalier et de réserver pour les cas extrêmes ces instruments mécaniques, aussi disgrâcieux que fautifs, de la médecine domestique.

Nous espérons donc que les estomacs paresseux, les personnes nerveuses, les valétudinaires, les gens âgés, les constipés, et en général cette famille nombreuse des *malè cacanti* nous sauront gré de notre initiative.

---

[1] La valeur fécondante du phosphate de chaux en agriculture est un fait reconnu. « Ces pierres-là, dit M. de Molon, en parlant des cailloux de phosphate de chaux, se changent en pain » Ce sel est indispensable à la culture des céréales ; en effet, dans 1,000 kilogrammes de blé, il faut compter 24 kilogrammes de phosphate de chaux. — Rapport de la Commission des engrais, à M. le Ministre de l'agriculture, par M. Dumas.

Avant d'avoir du pain de son à notre disposition, et pour ne pas perdre le bénéfice de la médication furfuracée, il avait fallu y suppléer par le son consommé en nature, et que nous conseillions alors à nos clients.

Indépendamment de son incorporation au pain, ce produit végétal se prête complaisamment à des emplois alimentaires variés. Le menu son (la recoupe blanche) peut servir à préparer avec un liquide bouillant, de l'eau, du lait sucrés, une bouillie très-épaisse, une espèce de *polenta*, de *plum-pudding*, facile à avaler et même agréable au goût. Préalablement ramolli dans un liquide, il est propre à être mêlé à des préparations culinaires, par exemple, une omelette. Enfin, on le consomme à ses repas trempé dans le potage, ou sec, et par petites cuillerées. De quelque manière qu'on l'associe aux aliments, la dose doit être d'environ 25 à 35 grammes par jour.

V

Il semblerait que des propriétés si bien établies par la science et par l'expérience, devraient concilier au pain de son tous les suffrages. Un seul défaut cependant, et qui n'en est réellement pas un, balance tous ces avantages. Le pain de son à le tort irrémissible d'être un peu moins blanc que le pain ordinaire; c'est là son péché originel Mais couleur n'y faire rien, dit la chanson, et cette nuance jaune-paille, et non bise qui le distingue, n'est ni moins agréable à la vue ni moins appétissante, et loin d'imposer aucun sacrifice au sens du goût, elle le relève si bien, qu'après quelques jours de l'usage de ce pain, le pain blanc devient fade et collant.

Mais que peuvent la science, la raison, la logique contre des habitudes invétérées, la mode, un engouement irréfléchi, le seul plaisir des yeux? Remontez donc le courant, faites comprendre à la routine que la blancheur n'est qu'un préjugé, que le pain plus blanc, que nature n'est rendu tel qu'au détriment de la salubrité, que préférer cette blancheur, c'est préférer l'artificiel au naturel, et qu'un pain d'amidon surblanchi l'est au besoin par l'alun et le sulfate de zinc.

En vain, les motifs les plus déterminants se réunissent en faveur de notre protégé; tel est l'empire de l'habitude que ce pain n'a aucun prix aux yeux de la race moutonnière qui tient à ses usages, à ses faux plis, comme les Hébreux tenaient aux oignons d'Egypte.

Mais il n'est rouille si tenace qui ne cède, de rocher si dur que la goutte d'eau incessante ne finisse par percer. Le temps est du reste aux améliorations : les travaux décisifs des économistes intelligents sur la panification s'infiltrent peu à peu dans la pratique ; il en sortira plus d'un progrès dans cette industrie, et sans doute aussi une réduction de prix du pain.

Au résumé, l'intérêt général, la science économique, l'hygiène, s'accordent à recommander le pain de son, et le public, bon juge en semblable matière, ne manquera pas, nous en sommes certains, de se ranger du côté de ces autorités irrécusables.

Toutefois, comme tout changement dans l'alimentation, si léger qu'il soit, est susceptible de produire des effets variés, les personnes qui dans les commencements de l'usage de ce pain, le trouveraient un peu trop laxatif, n'auraient qu'à le consommer concurremment avec le pain blanc, et dans des proportions faciles à déterminer.

Nous ajouterons, comme renseignements, que l'on trouve du pain de son confectionné dans les meilleures conditions, à la Boulangerie coopérative, rue de Rome, 21.